INSTRUCTION

ANNEXÉE

AUX BOITES DE SECOURS

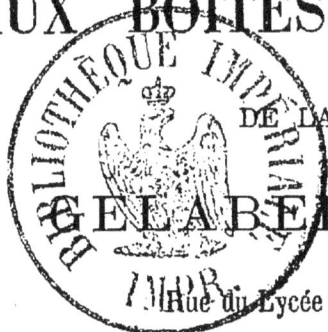

DE LA MAISON

GELABERT JEUNE,

Rue du Lycée, 28, à Toulouse.

TOULOUSE,

IMPRIMERIE DE A. CHAUVIN,

Rue Mirepoix, 3.

—

1865.

INTRODUCTION.

Cette instruction, uniquement destinée à accompagner nos boîtes, ne saurait, en raison même de son usage, constituer un formulaire médico-chirurgical complet; aussi n'est-ce pas un ouvrage de cette nature que nous avons eu la prétention de composer. Notre cadre est plus restreint, et nous nous sommes borné à extraire des manuels les plus accrédités les moyens les plus propres à parer aux accidents morbides qui se produisent ordinairement dans les milieux et les conditions où nos appareils ont une utilité directe, comme nous l'avons dit dans notre prospectus-circulaire, en attendant que le médecin appelé à donner ses soins au malade puisse se rendre auprès de lui et déterminer le traitement qu'il jugera à propos de lui faire suivre.

En première ligne doivent, à ce qu'il nous semble, se ranger les moyens prophylactiques, c'est-à-dire les précautions hygiéniques, sur lesquelles nous attirons l'attention des personnes qui ont sous leurs ordres ou leur surveillance un certain nombre de travailleurs (1). Ces moyens préventifs sont au-

(1) Quoique nos appareils soient construits en vue de tous les établissements où se trouvent réunies un grand nombre de personnes (usines, chantiers, communautés, etc., ainsi que châteaux, maisons de campagne et autres lieux isolés ou éloignés d'un centre populeux), nous choisissons pour type la classe ouvrière, si intéressante à tous les titres et si exposée aux accidents de toute nature.

jourd'hui tellement connus de tous, qu'il est à peine besoin de les rappeler ici ; et cependant c'est le plus souvent la négligence des règles que le simple bon sens dicte qui ouvre la porte aux maladies si nombreuses auxquelles nous sommes sujets. On peut résumer comme suit les conseils hygiéniques :

Eviter les brusques transitions de température, les courants d'air, l'humidité, le refroidissement des extrémités. — Changer de linge soir et matin, et, si faire se peut, dans la journée, plutôt que de laisser sécher sur soi des vêtements mouillés ou imprégnés de sueur. — Régler les repas et éviter de les faire trop copieux, etc., etc., etc. Enfin, et comme dernière recommandation, s'abstenir de tout excès : c'est là le secret d'une santé parfaite.

.

INSTRUCTION

ANNEXÉE

AUX BOITES DE SECOURS.

DES ACCIDENTS.

La première chose à faire est d'isoler le blessé sur un lit ou une civière, de manière à ne pas lui intercepter l'air, mais à le préserver du froid, du chaud, de l'humidité, etc., etc.

Evanouissements, syncopes, asphyxie (par submersion, strangulation). — Etendre le malade sur le dos, la tête légèrement élevée, la face au grand air; relâcher immédiatement les parties de vêtements qui exercent toujours de la compression (la cravate, le col, la ceinture); s'assurer de la liberté des narines et de la bouche par l'exploration avec le doigt; faire respirer du vinaigre, de l'éther, en frotter les tempes de temps en temps; aspersion d'eau aussi froide que possible sur la figure. Dans le cas d'asphyxie complète, introduire dans les narines, à l'aide d'une plume, quelques gouttes d'ammoniaque; insister sur les frictions aromatiques chaudes.

Si l'on avait affaire à un noyé, il faudrait d'abord le déshabiller, l'étendre sur le côté pour faciliter l'écoulement des liquides par la bouche, la tête plus élevée que les pieds; exercer ensuite quelques pressions régulières sur la poitrine et sur le ventre, de manière à simuler les mouvements respiratoires, pendant qu'une autre personne frictionne les membres et excite au besoin les points les plus sensibles : la luette, les fosses nasales, la plante des pieds. Ces moyens mécaniques réussissent le plus souvent, surtout s'il ne s'est pas écoulé un temps trop long entre la submersion et l'application des secours. S'ils échouaient, on aurait recours à l'insufflation de bouche à bouche, concurremment avec la respiration artificielle, et aux lavements de fumée de tabac.

Plaies. — Placer le blessé dans la position la moins douloureuse pour lui; laver la plaie à l'eau froide pour la débarrasser des matières qui peuvent l'encroûter, en ayant soin de l'empêcher de rester béante, soit par la position que l'on donnera au membre, soit au moyen de bandes de sparadrap ou de compresses et, de bandes de linge. Si la plaie renferme un corps étranger, l'extraire, si on le peut, sans trop de manœuvres et sans provoquer un nouvel écoulement de sang ; dans le cas contraire, attendre prudemment l'arrivée du médecin.

Hémorragies. — Lorsqu'une plaie donne lieu à un écoulement de sang considérable qui met en danger la vie du blessé, chercher à l'arrêter le plus promptement possible, soit par la compression digitale, soit à l'aide d'un appareil provisoire, formé de compresses et de charpie sèches maintenues au moyen de bandes fortement roulées, et même imbibées d'un mélange d'eau et de perchlorure de fer (solution normale).

Hémoptysies (non symptomatiques d'une affection pulmonaire). — Les vomissements ou crachements de sang survenus à la suite de blessure ou de contusion à la tête ou à la poitrine, seront arrêtés par l'application de compresses d'eau froide sur le point lésé, et l'ingestion de quelques cuillerées d'eau vinaigrée ou simplement d'eau pure.

Luxations. — Appliquer des compresses d'eau additionnée d'un peu d'alcool camphré et de sous-acétate de plomb (extrait de saturne), en attendant que le médecin ait opéré la réduction.

Entorses, foulures. — Même indication que dans l'article précédent, jusqu'à l'application du bandage.

Fractures sans plaie. — Maintenir le membre dans une immobilité absolue jusqu'à l'arrivée du médecin.

Fractures avec plaie et sortie d'un ou de plusieurs fragments, esquilles, etc. — Enlever les esquilles, si cela est possible ; tâcher d'obtenir la rentrée des fragments au moyen de tractions douces et régulières sur les extrémités du membre fracturé, et si l'on réussit, maintenir la fracture en place à l'aide d'un bandage.

En général, ne pas trop insister sur ces manœuvres, qui ont souvent pour résultat d'enflammer la plaie.

Lorsqu'il s'agit d'une fracture du bras, appliquer le membre en écharpe contre la poitrine. Pour le membre inférieur, l'appliquer fortement au membre sain, ou à une planchette.

Si le membre est broyé, séparé complétement ou incomplétement du corps, parer immédiatement à l'hémorragie; mais respecter dans tous les cas les lambeaux qui adhèrent encore.

Enfin, causer au blessé le moins de mouvements possible; ne le déshabiller que si cela était urgent; éviter soigneusement de lui laisser prendre quelque aliment que ce soit, ni solide ni liquide; proscrire toute boisson spiritueuse, le rassurer sur son état, telles sont les instructions à suivre auprès d'un blessé vis-à-vis duquel on gardera autant que possible le calme et le sang-froid, si nécessaires pour éviter toute précipitation fâcheuse et dissimuler l'impression inévitable chez toute personne étrangère à l'art.

Ces quelques lignes sommaires suffiront à parer aux accidents les plus fréquents. Pour ce qui concerne les autres affections qui peuvent survenir, nous allons les passer successivement en revue par ordre alphabétique.

Abcès. — Cataplasmes.

Aigreurs. — Magnésie calcinée anglaise.

Amygdalite. — Cataplasmes émollients. Gargarismes émollients et astringents alternativement.

Aphthes. — Gargarismes au chlorate de potasse.

Apoplexie. — Position verticale du tronc, sangsues derrière les oreilles, glace sur la tète, pédiluves sinapisés, purgatifs, boissons tempérantes.

Id. chez les nouveau-nés. — Couper le cordon et faciliter l'écoulement du sang.

Bronchite. — Chaleur, émollients, opiacés, tisane de mauves et de violettes, gomme, réglisse.

Brûlures. — 1er degré : eau aussi froide que possible, pulpe de pomme de terre, coton cardé imbibé de liniment oléo-calcaire (huile d'amandes douces et chlorure de chaux). — 2e degré : cérat opiacé, cataplasmes émollients, liniment oléo-calcaire.

— 3ᵉ degré : chlore et chlorures d'oxydes, cérat saturné.

Cataplasmes vineux. — On dépèce du pain dans un poëlon, on verse par dessus du vin ordinaire ; faire bouillir le mélange pendant quelques instants. Il suffit alors d'agiter avec une spatule pour former la pâte.

Choléra vulgaire ou mieux cholérine, gastro-entérite cholériforme. — Boissons émollientes, eau albumineuse, sous-nitrate de bismuth, opium, lavements amylacés.

Coma. — Café.

Constipation. — Boissons émétisées, purgatifs salins, huile de ricin, tisane de pruneaux, lavements émollients, laxatifs, ou purgatifs.

Contusions. — Compresses d'arnica, d'eau vulnéraire.

Coqueluche. — Sirop d'ipécacuanha.

Coryza. — Sudorifiques, fumigations, sternutatoires.

Coupures. — Laver la plaie à l'eau froide, arnica, taffetas d'Angleterre, sparadrap.

Diarrhée. — Repos, diète, eau albumineuse, eau de riz, décoction blanche, lavements amylacés et laudanisés.

Dyssenterie. — Eau albumineuse en boissons et en lavements, sous-nitrate de bismuth, préparations d'ipécacuanha, opium, tous les astringents ordinaires, tannin, alun, extrait de ratanhia. Régime.

Epistaxis (saignement de nez). — Glace sur le front, pédiluves sinapisés, temponnement.

Fièvre typhoïde. — Le goudron liquide doit être administré à l'intérieur sous forme de tisane et sous la forme de lavement (V. *Goudron*).

Goudron (tisane). — On prend 60 grammes de goudron liquide qu'on met dans un vase de la capacité d'un litre environ ; on le remplit d'eau chaude ; après un contact de quelques heures, le malade commence à boire de ce liquide, et à mesure qu'il en prend, on a soin de verser dans le vase une égale quantité d'eau ordinaire.

Lavement. — On mêle et on bat ensemble un ou deux jaunes d'œufs, avec une cuillerée à bouche de goudron liquide ; puis on délaie ce mélange dans environ trois quarts de litre d'eau tiède. Ce liquide sert ordinairement pour deux lavements.

Gale. — Friction savonneuse suivie d'une friction avec la pommade d'Helmerich, bains sulfureux.

Gerçures. — Cérat de Galien, pommade de tannin.

Grippe. — Diète, vomitifs, pédiluves révulsifs (voy. *Bronchite*).

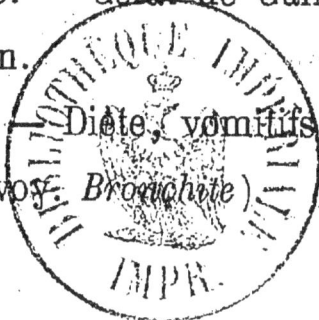

Hoquet. — Ether, potion antispasmodique.

Ivresse. — Potion ammoniacale, vomitifs, thé.

Mal de gorge. — Tenir le cou chaud avec une cravate de laine. Prendre par cuillerée à café le plus lentement possible. Miel, 90 grammes; nitre en poudre, 8 grammes.

Miasmes. — Courants d'air, chlorure de chaux, aromates.

Migraine. — Rechercher la cause; repos absolu, obscurité, pédiluves irritants, boissons aromatiques (tilleul, camomille, feuilles d'oranger, etc.), glace.

Ophthalmies catarrhales. — Collyres astringents, pierre divine, sulfate de zinc, etc.

Oreillons. — Chaleur, ouate, cataplasmes émollients; laxatifs, révulsifs.

Panaris. — Onguent mercuriel au début, compression, collodion élastique, bains lo-

caux émollients, cataplasmes frais , glace,
incision.

Parasites. — Poudre pour empoisonner les
rats, pâte phosphorée , parasiticides (onguent mercuriel , eau mercurielle , pommade au précipité rouge).

Pourriture d'hôpital (vieux ulcères). — Appliquer des cataplasmes vineux sur les plaies
affectées de pourriture, matin et soir. (V.
p. 9.)

Rhumatismes articulaires. — Délayer 35 à 45
grammes nitre dans deux litres d'eau sucrée et bien fractionner cette boisson.

Suffocations. — Antispasmodiques, perles ou
sirop d'éther.

Syncope. — Situation horizontale, défaire les
vêtements , air frais, eau froide , odeurs
fortes, ammoniaque, vin généreux , lavement vineux.

Tranchées. — Coliques intestinales : cataplasmes arrosés d'huile camphrée, boissons adoucissantes, lavements émollients, amylacés, ou de décoction de têtes de pavot. Avec diarrhée : décoction blanche, astringents généraux (voy. *diarrhée*).

— Coliques nerveuses : huile camphrée, liniment opiacé, boissons aromatiques ou antispasmodiques, quelquefois opium à l'intérieur. S'il y a constipation, faire évacuer, puis narcotiques.

— Coliques venteuses : boissons chaudes carminatives (anis, fenouil, etc.), lavements avec les mêmes décoctions aromatiques, chaleur sur le ventre.

— Coliques hépatiques : cataplasmes laudanisés, fomentations narcotiques, boissons aromatiques antispasmodiques, potion calmante éthérée, opium.

Urticaire. — Boissons rafraîchissantes, laxatifs doux ; rechercher la cause.

Variole. — Séjour au lit, température douce, aération, diète, boissons adoucissantes ; s'il y a céphalalgie, sinapismes ou cataplasmes sinapisés. Si les pustules envahissent la bouche, la gorge, les paupières : lotions et collutoires émollients. Contre la constipation : lavements, laxatifs légers. Contre l'agitation : sirop diacode ou potion légèment opiacée. Faciliter l'éruption. Contre les démangeaisons pendant la dessiccation : onctions huileuses, mucilagineuses.

Vomissements. — Rechercher la cause. Boissons glacées, glace, eaux gazeuses froides avec un sirop acide, limonade gazeuse, révulsifs.

———

Nous terminerons ce mémorial sommaire

par quelques notes sur les premiers secours à donner dans les cas d'empoisonnement les plus ordinaires.

Toutes les fois qu'à la suite de l'ingestion d'une boisson ou d'un aliment une personne, bien portante d'ailleurs, est prise presque tout d'un coup de coliques, de nausées, de vomissements, de troubles nerveux insolites et graves, il y a lieu de soupçonner un empoisonnement, mais sans oublier que beaucoup de maladies peuvent offrir tous les symptômes d'un empoisonnement.

Cette classe de maladies peut se diviser en trois groupes : 1° les empoisonnements instantanés, dont l'invasion et la terminaison sont rapides et en quelque sorte foudroyantes; 2° ceux dont l'effet ne se produit qu'au bout de quelques heures, mais d'une manière violente ; 3° ceux qui n'agissent que lentement et à la longue.

Quelle que soit la manière dont le poison est introduit dans l'économie, la substance toxique produit deux sortes d'effets : les premiers constituent les désordres locaux, résultat de la désorganisation des tissus avec lesquels le poison est en contact ; les seconds constituent les troubles généraux, résultat de l'absorption du poison. Il suit de là qu'en face d'un cas de cette nature, l'on a à remplir deux indications, à savoir : 1° empêcher l'action locale par l'expulsion ou la neutralisation du poison ; 2° prévenir les effets consécutifs de l'ingestion de la substance délétère. En général, la thérapeutique des empoisonnements comprend quatre périodes correspondant aux indications formulées ci-dessus : 1° expulser le poison par les voies naturelles ; 2° administrer le contre-poison ; 3° agir contre la quantité qui a pu être absorbée au moyen des diaphorétiques ; 4° combattre la maladie produite par le poison par une médication appropriée.

Les vomitifs, les purgatifs, les boissons tièdes données en abondance, les lavements purgatifs, un éméto-cathartique, rempliront la première indication. Quant au poison absorbé et au traitement des accidents consécutifs à son absorption, les indications varient suivant les circonstances.

Ne pouvant donner ici qu'un aperçu restreint de cette branche de la thérapeutique, nous nous contenterons d'indiquer les poisons le plus ordinairement rencontrés dans les cas pathologiques, et en regard les antidotes le plus communément employés.

PREMIÈRE CLASSE.

Poisons irritants.

Phosphore, allumettes. — Emétique, 1 ou
 2 décigrammes ; eau albumineuse avec addition de magnésie ; antiphlogistiques,
 lait.

Acides et sels acides. — Magnésie délayée
 dans de l'eau, ou eau de savon (15 grammes pour 2 litres) ; solutions étendues de
 carbonate de soude ou de potasse, puis
 boissons émollientes, lait ; antiphlogistiques, bains, cataplasmes.

*Potasse, soude, ammoniaque, eau de javelle
 et autres hypochlorites, et les sels à réaction
 très-alcaline.* — Donner en abondance de
 l'eau vinaigrée (100 grammes de vinaigre
 pour 900 grammes d'eau) ; limonade tar-

2

trique; id. citrique; eau albumineuse tiède, lait, bains, etc.

Azotate de potasse. — Faire vomir; antiphlogistiques.

Acide arsénieux. — Emétique, 1 ou 2 décigrammes. Donner en abondance de la magnésie délayée dans de l'eau; bains, antiphlogistiques.

Emétique. — Faciliter les vomissements en donnant une grande quantité d'eau albumineuse; décoction de quinquina et antiphlogistiques.

Sublimé corrosif. — Faire vomir; eau albumineuse (six blancs d'œufs pour 1 litre d'eau); lait, boissons et gargarismes émollients, etc.

Cuivre. — Faire vomir; eau albumineuse en abondance, boissons émollientes, lavements adoucissants, infusion de tilleul, lotions, fomentations, bains émollients, etc.

Plomb. — Traitement modifié par le médecin suivant les circonstances. Pour l'empoisonnement aigu : faire vomir ; pour boisson, 30 grammes de sulfate de soude dans 1 litre d'eau, ou limonade tartrique; id. citrique ; boissons mucilagineuses, antiphlogistiques.

Verre pilé. — Faire prendre des féculents en grande quantité, puis l'émétique, puis le lait et les émollients.

Contre les poisons irritants végétaux (coloquinte, gomme-gutte, jalap, créosote, etc.).
— Titiller la luette pour faire vomir ; eau sucrée, boissons mucilagineuses. [Eviter avec soin l'émétique et les boissons irritantes.] S'il y a délire : lavements et potions opiacés, huile camphrée en frictions, bains émollients.

Cantharides. — Titillation de la luette pour faire vomir; boissons mucilagineuses en abondance, camphre et opium sous toutes les formes ; lavements, frictions, bains tièdes, etc.

Moules et autres. — Vomitifs, purgatifs, ou éméto-cathartiques, suivant le temps qui s'est écoulé depuis l'ingestion. — Ether sur du sucre ; èau vinaigrée pour boisson ordinaire ; cataplasmes sur le ventre.

SECONDE CLASSE.

Poisons narcotiques.

Opium et ses dérivés. — Emétique (de 1 à 3 décigrammes pour très-peu d'eau) ; infusion ou décoction de café en abondance ; frictions aromatiques sur les membres ; tenir le malade éveillé.

Laurier-cerise, amandes amères, acide prussique. — Affusions d'eau sur la colonne vertébrale ; faire respirer un mélange d'eau vinaigrée et d'hypochlorite de chaux ; café.

TROISIÈME CLASSE.

Poisons narcotico-âcres.

Belladone, tabac, ciguës, aconit, digitale, colchique, etc. — Favoriser les vomissements. Au besoin, donner (émétique : 0 gr. 15, et ipéca : 1 gramme) ; café en abondance. Si l'empoisonnement remonte à quelques heures, donner un éméto-cathartique, des lavements purgatifs. S'il y a congestion cérébrale : saignée.

Noix vomique, camphre. — Faire vomir, insuffler de l'air dans les poumons. — Décoction de quinquina, potion éthérée avec addition d'essence de térébenthine.

Chloroforme, éther. — Ces substances ne sont

guère employées que par le médecin qui veut produire une anesthésie et qui surveille lui-même les effets. Dans les autres cas, l'inhalation n'est pas assez considérable pour produire des effets toxiques ; le malade qui respire ces substances cesse de lui-même dès qu'il en est incommodé.

Champignons vénéneux. — Vomitif violent, puis un éméto-cathartique ; — plus tard café, potions éthérées, frictions aromatiques.

Asphyxie (par le gaz de l'éclairage, l'acide carbonique, l'oxyde de carbone, la vapeur de charbon, dans les fours à chaux, la fermentation des alcooliques, l'air vicié). — Exposition au grand air, la tête relevée, frictions sèches et aromatiques, essuyer avec des linges chauds, asperger fortement le malade avec de l'eau, lavements vinaigrés froids, insufflation d'air.

[éviter les lits chauds, l'exposition au so-
leil, ne rien faire boire avant d'avoir rap-
pelé la respiration.] Insister longtemps
(on a vu des asphyxiés revenir au bout de
vingt heures).

Météorisation des ruminants. — Boisson ammoniacale (ammoniaque, 30 grammes. —
Ether et eau vulnéraire, de chaque,
15 gram.).

Emanations des fleurs. — Grand air, frictions
aromatiques et vinaigrées sur les tempes,
potion éthérée.

QUATRIÈME CLASSE.

Poisons septiques ou putréfiants.

Acide sulfhydrique (gaz des fosses d'aisances,
des égouts). Même conduite que dans
l'asphyxie par le charbon. — Si le ma-

lade a avalé des matières, vomitifs. —
S'il a des convulsions, bains froids, lit
chaud, frictions sur le dos, sinapismes
aux pieds, antispasmodiques.—Si les bat-
tements du cœur sont désordonnés, saignée du bras.

Matières putréfiées ou altérées. — Vomitifs et
purgatifs. — S'il y a des convulsions,
antispasmodiques, bains froids, liqueurs
alcooliques.

Venin des serpents. — Ligature entre la plaie
et le cœur, eau tiède, ammoniaque sur la
plaie. — A l'intérieur, potion ammoniacale et éthérée; potion cordiale, vin sucré
avec teinture de cannelle ; potion tonique
au quinquina.

Abeilles, bourdons, guêpes. — Enlever l'ai-
guillon, eau ammoniacale sur la plaie ;
potion ammoniacale et éthérée.

Morsure d'animaux enragés. — Laver la plaie,

la faire saigner; débrider si c'est néces-
saire; cautérisation au fer rouge, stimu-
lants, bains de vapeur.

Asphyxie des noyés. — Nous en avons parlé
dans la première partie de notre opus-
cule.

Asphyxie des pendus. — Mêmes moyens que
pour les noyés; saignée du pied, insister
sur les frictions.

Asphyxie par le froid. — Chercher à rappeler
la chaleur d'une manière lente et progres-
sive : pour cela, plonger le malade dans
de la neige, ou à défaut, dans l'eau la
plus glacée possible, dont on élèvera gra-
duellement la température jusqu'à la rendre tiède. Insufflation d'air; titillation des
narines, faire respirer de l'ammoniaque
avec précaution, frictions sèches, lavements irritants; thé, tilleul, plus tard eau
rougie et vin généreux.

Puissent ces indications servir au soulagement des malades, et surtout leur éviter les accidents qui résultent le plus ordinairement des moyens irrationnels si souvent employés, dans les meilleures intentions d'ailleurs, mais sans connaissance de cause et sans autre fondement que la crédulité et l'ignorance; trop heureux d'atteindre le but humanitaire que nous nous sommes proposé par la vulgarisation des ressources thérapeutiques que tout le monde devrait connaître.

GÉLABERT jeune.

VIN TONI-DIGESTIF

Au QUINQUINA et à la PEPSINE,

DE

GÉLABERT

A TOULOUSE.

─✕━✕✕━✕─

Le VIN TONI-DIGESTIF est une préparation qui assure d'excellents résultats aux personnes convalescentes débilitées par de longues maladies, telles que : **Fièvres typhoïdes, Fièvres intermittentes rebelles, Dyspepsie et un assez grand nombre d'affections organiques.**

D'une façon générale, en un mot, son emploi est indiqué toutes les fois que la convalescence est lente, que la nutrition est incomplète par suite de l'affaiblissement des forces digestives, quelles qu'en soient les causes, d'ailleurs si nombreuses, quand l'alimentation amène des vomissements, de la diarrhée et n'est pas assez réparatrice.

Après en avoir fait usage pendant un certain temps, on ne tarde pas à constater le retour de l'appétit, et de la part des organes digestif une aptitude bien plus grande à digérer et à assimiler les aliments.

Le VIN TONI-DIGESTIF doit être pris à l'heure des repas, car en raison de la proportion assez élevée de pepsine qu'il renferme, les aliments sont bien plus facilement changés en nutriments, avantage précieux que ne sauraient avoir au même degré les autres vins exclusivement composés de quinquina.

PRIX DE LA BOUTEILLE : 5 FRANCS.

GÉLABERT

LOTION ANTICONTAGIEUSE,

PARIS.

~~~~~~~

PRÉSERVATIF

CONTRE

Les maladies vénériennes.

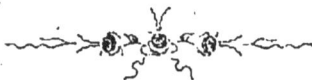

~~~~~~~

Après avoir communiqué avec une personne soupçonnée malade, on mouille toutes les parties qui ont été en contact, et on fait quelques injections.

Gonorrhée, écoulements, pertes blanches, etc. On fait trois injections par jour, deux ou trois suffisent ordinairement.

Chancres, coupures, ulcérations à la bouche, au nez, à l'anus ou ailleurs, partout où il y a suppuration on mouille le plus souvent possible avec la lotion pure ou étendue d'eau, selon la sensibilité de la partie : telle que les yeux, le canal de l'urètre, etc. On doit commencer par une cuillerée à café de lotion, dans un grand verre d'eau et augmenter la dose jusqu'à sentir un léger picotement.

La lotion convient aux hommes comme aux femmes; elle se conserve indéfiniment, et on peut s'en gargariser sans crainte.

Fabrique et vente en gros de bandages, suspensoirs, instruments en gomme et appareils sur commande.

Rue du Lycée, 28.   (Prix du flacon : 3 fr.)

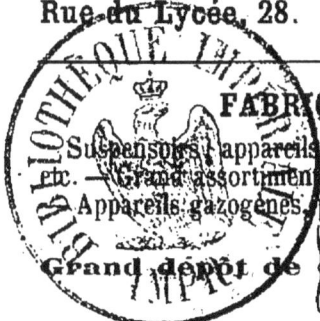

FABRIQUE DE BANDAGES.

Suspensoirs, appareils sur commande, articles en gomme, etc., etc. — Grand assortiment de clysopompes, irrigateurs, hydroclyses. Appareils gazogènes, paquets pour les appareils.

Grand dépôt de { Thé de Chine.
Eau de fleur d'oranger de Grasse.
Chocolat de santé et ferrugineux.

NOUVELLE ESSENCE A DÉTACHER.

www.ingramcontent.com/pod-product-compliance
Lightning Source LLC
Chambersburg PA
CBHW060908201125

35718CB00044B/2633